ITALIENISCHE REZEPTE 2021

ATEMBERAUBENDE ITALIENISCHE KÜCHE ZUM SELBER MACHEN: EINFACH UND SCHNELL GEKOCHT

MIA BIANCHI

BUON

APPETITO !!!

INHALTSVERZEICHNIS

5

Brotnudeln in Brühe

Passatelli in Brodo

Ergibt 6 Portionen

Passatelli sind nudelartige Teigstränge aus trockenen Semmelbröseln und geriebenem Käse, die mit geschlagenen Eiern zusammengebunden sind. Der Teig wird durch eine Vorrichtung ähnlich einer Kartoffelpresse oder einer Lebensmittelmühle direkt in eine kochende Brühe geleitet. Einige Köche geben dem Teig etwas frisch geriebene Zitronenschale. Passatelli in Brühe war einst ein traditionelles Sonntagsgericht in der Emilia-Romagna, gefolgt von einem Braten.

8 Tassen hausgemacht Fleischbrühe oder Hühnersuppe oder eine Mischung aus halb im Laden gekaufter Brühe und halb Wasser

3 große Eier

1 Tasse frisch geriebener Parmigiano-Reggiano plus mehr zum Servieren

2 Esslöffel sehr fein gehackte frische flache Petersilie

1/4 Teelöffel geriebene Muskatnuss

Etwa 3/4 Tasse einfache trockene Semmelbrösel

1. Bereiten Sie gegebenenfalls die Brühe vor. Dann in einer großen Schüssel die Eier schlagen, bis sie vermischt sind. Käse, Petersilie und Muskatnuss glatt rühren. Fügen Sie genügend Semmelbrösel hinzu, um eine glatte, dicke Paste zu bilden.

2. Wenn nicht frisch zubereitet, die Brühe in einem großen Topf zum Kochen bringen. Probieren Sie die Brühe und passen Sie die Gewürze gegebenenfalls an.

3. Stellen Sie eine mit der Klinge mit großen Löchern ausgestattete Lebensmittelmühle, eine Kartoffelpresse oder ein Sieb mit großen Löchern über den Topf. Schieben Sie die Käsemischung durch die Lebensmittelmühle oder das Sieb in die kochende Brühe. Bei schwacher Hitze 2 Minuten kochen lassen. Vom Herd nehmen und 2 Minuten vor dem Servieren stehen lassen. Heiß mit zusätzlichem Käse servieren.

Tiroler Brotknödel

Canederli

Ergibt 4 Portionen

Köche in Norditalien nahe der österreichischen Grenze stellen Brotknödel her, die sich von den in der Emilia Romagna hergestellten Passatelli-Knödeln völlig unterscheiden. Ähnlich wie beim österreichischen Knödel werden Canederli aus Vollkorn- oder Roggenbrot hergestellt, das mit Salame (eine getrocknete Wurst aus grob gemahlenem Schweinefleisch) oder Mortadella (eine delikate Wurst aus sehr fein gemahlenem Schweinefleisch mit Muskatnuss und oft ganzen Pistazien) gewürzt ist. . Sie werden in einer Flüssigkeit gekocht und dann in der Brühe serviert, obwohl sie auch gut zu Tomatensauce oder Buttersauce passen.

8 Tassen hausgemacht Fleischbrühe oder Hühnersuppe oder eine Mischung aus halb im Laden gekaufter Brühe und halb Wasser

4 Tassen ein Tag altes kernloses Roggenbrot oder Vollkornbrot

1 Tasse Milch

2 Esslöffel ungesalzene Butter

1/2 Tasse gehackte Zwiebel

3 Unzen Salame, Mortadella oder geräucherter Schinken, sehr fein gehackt

2 große Eier, geschlagen

2 Esslöffel gehackter frischer Schnittlauch oder frische Petersilie

Salz und frisch gemahlener schwarzer Pfeffer

Etwa 1 Tasse Allzweckmehl

1/2 Tasse frisch geriebener Parmigiano-Reggiano

1. Bereiten Sie gegebenenfalls die Brühe vor. Dann in einer großen Schüssel das Brot 30 Minuten unter gelegentlichem Rühren in der Milch einweichen. Das Brot sollte anfangen zu bröckeln.

2. In einer kleinen Pfanne die Butter bei mittlerer Hitze schmelzen. Fügen Sie die Zwiebel hinzu und kochen Sie sie unter häufigem Rühren etwa 10 Minuten lang, bis sie goldbraun ist.

3. Kratzen Sie den Inhalt der Pfanne auf das Brot. Fügen Sie das Fleisch, die Eier, den Schnittlauch oder die Petersilie sowie Salz und Pfeffer hinzu, um zu schmecken. Rühren Sie nach und nach genug Mehl ein, damit die Mischung gerade ihre Form behält. 10 Minuten stehen lassen.

4. Befeuchten Sie Ihre Hände mit kaltem Wasser. Nehmen Sie etwa 1/4 Tasse der Mischung auf und formen Sie sie zu einer Kugel.

Den Ball in Mehl rollen. Legen Sie den Knödel auf ein Stück Wachspapier. Wiederholen Sie mit der restlichen Mischung.

5. Einen großen Topf Wasser zum Kochen bringen. Reduzieren Sie die Hitze, damit das Wasser nur kocht. Lassen Sie die Hälfte der Knödel vorsichtig oder gerade so weit fallen, dass der Topf nicht überfüllt ist. 10 bis 15 Minuten kochen lassen oder bis die Knödel durchgegart sind. Übertragen Sie die Knödel mit einem geschlitzten Löffel auf einen Teller. Die restlichen Knödel auf die gleiche Weise kochen.

6. Wenn Sie bereit sind, die Suppe zu servieren, erhitzen Sie die Brühe zum Kochen. Fügen Sie die Knödel hinzu und kochen Sie sie vorsichtig 5 Minuten lang oder bis sie durchgeheizt sind. Die Knödel in der Brühe mit dem geriebenen Käse servieren.

Grüne Bohnen-Wurst-Suppe

Zuppa di Fagiolini

Ergibt 4 Portionen

Eines Sommers, als ich klein war, besuchte ich eine Großtante, die ein wunderbares altes viktorianisches Haus an der Küste von Long Island in New York hatte. Jeden Tag kochte sie aufwendige Mittag- und Abendessen für ihren Mann, der nicht weniger als drei Gänge zu erwarten schien. Dies war eine der Suppen, die sie zubereiten würde.

Ich verwende mittelkörnigen Reis für diese Suppe - die Art, die ich für Risotto verwende -, weil ich das normalerweise zu Hause habe, aber langkörniger Reis würde auch funktionieren.

2 Esslöffel Olivenöl

1 mittelgroße Zwiebel, gehackt

1 rote oder gelbe Paprika, gehackt

3 italienische Schweinswürste

2 große Tomaten, geschält, entkernt und gehackt, oder 1 Tasse Tomaten in Dosen, gehackt

8 Unzen grüne Bohnen, geschnitten und in mundgerechte Stücke geschnitten

Prise zerkleinerten roten Pfeffer

Salz

3 Tassen Wasser

¼ Tasse mittelkörniger Reis wie Arborio

1. Gießen Sie das Öl in einen mittelgroßen Topf. Fügen Sie die Zwiebel, den Pfeffer und die Würste hinzu und kochen Sie sie unter gelegentlichem Rühren, bis das Gemüse zart und die Würste leicht gebräunt sind (ca. 10 Minuten).

2. Fügen Sie die Tomaten, grünen Bohnen, zerkleinerten roten Pfeffer und Salz hinzu, um zu schmecken. 3 Tassen kaltes Wasser hinzufügen und zum Kochen bringen. Reduzieren Sie die Hitze und kochen Sie 15 Minuten.

3. Übertragen Sie die Würste auf einen Teller. Die Würste in dünne Scheiben schneiden und wieder in den Topf geben.

4. Reis einrühren und weitere 15 bis 20 Minuten kochen, bis der Reis weich ist. Heiß servieren.

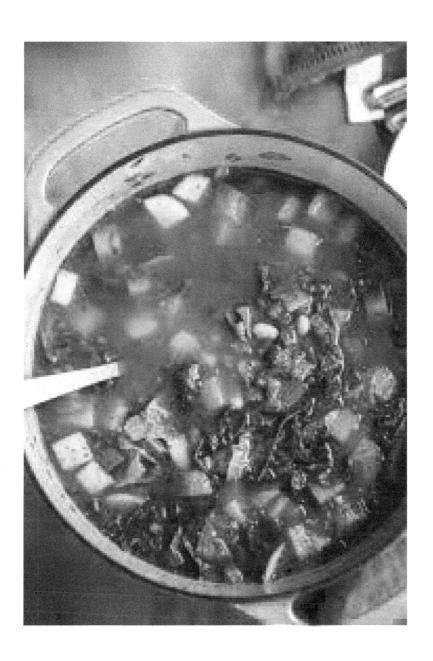

Escarole und kleine Fleischbällchensuppe

Zuppa di Scarola und Polpettini

Ergibt 6 bis 8 Portionen

Dies war meine Lieblingssuppe, als ich aufwuchs, obwohl wir sie nur an Feiertagen und zu besonderen Anlässen gegessen haben. Ich kann immer noch nicht widerstehen und mache es oft.

4 Liter hausgemacht Hühnersuppe oder eine Mischung aus halb im Laden gekaufter Brühe und halb Wasser

1 mittlerer Kopf Escarole (ca. 1 Pfund)

3 große Karotten, gehackt

Fleischklößchen

1 Pfund gemahlenes Kalbfleisch oder Rindfleisch

2 große Eier, geschlagen

1/2 Tasse sehr fein gehackte Zwiebel

1 Tasse einfache Semmelbrösel

1 Tasse frisch geriebener Pecorino Romano plus mehr zum Servieren

1 Teelöffel Salz

Frisch gemahlener schwarzer Pfeffer nach Geschmack

1. Bereiten Sie gegebenenfalls die Brühe vor. Schneiden Sie dann die Escarole ab und werfen Sie alle gequetschten Blätter weg. Schneiden Sie die Stielenden ab. Trennen Sie die Blätter und waschen Sie sie gut in kaltem Wasser, insbesondere in der Mitte der Blätter, wo sich Erde ansammelt. Stapeln Sie die Blätter und schneiden Sie sie kreuzweise in 1-Zoll-Streifen.

2. Kombinieren Sie in einem großen Topf die Brühe, Escarole und Karotten. Zum Kochen bringen und 30 Minuten kochen lassen.

3. In der Zwischenzeit die Frikadellen vorbereiten: Alle Frikadellen-Zutaten in einer großen Schüssel mischen. Formen Sie die Mischung mit Ihren Händen (oder einem kleinen Schaufelspender) zu winzigen Kugeln von etwa der Größe kleiner Trauben und legen Sie sie auf einen Teller oder ein Tablett.

4. Wenn das Gemüse fertig ist, lassen Sie die Fleischbällchen vorsichtig einzeln in die Suppe fallen. Bei schwacher Hitze ca. 20 Minuten kochen, bis die Fleischbällchen gar sind. Würzen und Gewürze anpassen. Heiß servieren, mit geriebenem Pecorino Romano bestreut.

"Verheiratete" Suppe

Minestra Maritata

Ergibt 10 bis 12 Portionen

Viele Leute nehmen an, dass diese neapolitanische Suppe ihren Namen durch das Servieren bei Hochzeitsbanketten erhielt, aber tatsächlich bezieht sich "verheiratet" auf die Hochzeit der Aromen der verschiedenen Fleisch- und Gemüsesorten, die die Hauptzutaten sind. Es ist ein sehr altes Rezept - zu einer Zeit ein Gericht, das die Leute täglich aßen und alle Fleisch- und Gemüsereste hinzufügten, die sie finden konnten. Heute gilt es als etwas altmodisch, obwohl ich mir an einem kalten Tag kein befriedigenderes Essen vorstellen kann.

Mangold, Chicorée, Grünkohl oder Kohl können anstelle des folgenden Gemüses verwendet werden. Probieren Sie Genua oder eine andere italienische Salami anstelle der Soppressata oder einen Schinkenknochen für den Schinkenknochen. Für den besten Geschmack machen Sie die Suppe einen Tag vor dem Servieren.

1 Pfund fleischige Schweinerippchen (Schweinerippchen im Landhausstil)

1 Schinkenknochen (optional)

2 mittelgroße Karotten, geschnitten

2 Sellerierippen mit Blättern

1 mittelgroße Zwiebel

1 Pfund Schweinswurst nach italienischer Art

1 dicke Scheibe importierter italienischer Schinken (ca. 4 Unzen)

1 4-Unzen-Stück Soppressata

Prise zerkleinerten roten Pfeffer

11⁄2 Pfund (1 kleiner Kopf) Escarole, getrimmt

1 Pfund (1 mittelgroßes Bündel) Broccoli Rabe, getrimmt

1 Pfund (etwa die Hälfte eines kleinen Kopfes) Wirsing, in Streifen geschnitten

8 Unzen Brokkoli, in Röschen geschnitten (ca. 2 Tassen)

Frisch geriebener Parmigiano-Reggiano

1. In einem großen Topf 5 Liter Wasser zum Kochen bringen. Fügen Sie die Schweinerippchen, Schinkenknochen, Karotten, Sellerie und Zwiebeln hinzu. Die Hitze auf köcheln lassen und 30 Minuten bei mittlerer Hitze kochen.

2. Den Schaum abschöpfen, der an die Oberfläche steigt. Fügen Sie die Wurst, den Schinken, die Soppressata und den zerkleinerten roten Pfeffer hinzu. 2 Stunden kochen, bis die Schweinerippchen weich sind.

3. In der Zwischenzeit das gesamte Gemüse waschen und abschneiden. Einen großen Topf Wasser zum Kochen bringen. Fügen Sie die Hälfte der Grüns hinzu. Zum Kochen bringen und 10 Minuten kochen lassen. Übertragen Sie das Grün mit einem geschlitzten Löffel in ein Sieb über einer großen Schüssel. Die restlichen Grüns auf die gleiche Weise kochen. Gut abtropfen lassen und abkühlen lassen. Nach dem Abkühlen das Gemüse in mundgerechte Stücke schneiden.

4. Entfernen Sie nach 2 Stunden Garzeit das Fleisch und die Wurst aus der Brühe. Die Knochen wegwerfen und Fleisch und Wurst in mundgerechte Stücke schneiden.

5. Lassen Sie die Brühe etwas abkühlen. Das Fett aus der Brühe abschöpfen. Die Brühe durch ein feinmaschiges Sieb in einen großen, sauberen Topf abseihen. Geben Sie das Fleisch in die Brühe zurück. Fügen Sie die Grüns hinzu. Zum Kochen bringen und 30 Minuten kochen lassen.

6. Heiß servieren, mit geriebenem Parmigiano-Reggiano bestreut.

Toskanische Fischsuppe

Cacciucco

Ergibt 6 Portionen

Je mehr Fischsorten Sie für diese toskanische Spezialität in den Topf geben, desto besser schmeckt die Suppe.

¼ Tasse Olivenöl

1 mittelgroße Zwiebel

1 Sellerierippe, gehackt

1 Karotte, gehackt

1 Knoblauchzehe, gehackt

2 Esslöffel gehackte frische Petersilie

Prise zerkleinerten roten Pfeffer

1 Lorbeerblatt

1 lebender Hummer (1 bis 2 Pfund)

2 ganze Fische (jeweils ca. 11/2 Pfund) wie Porgy, gestrippter Bass, Red Snapper oder Wolfsbarsch, gereinigt und in Stücke geschnitten (Köpfe entfernen und aufbewahren)

1/2 Tasse trockener Weißwein

1 Pfund Tomaten, geschält, entkernt und gehackt

1 Pfund Calamari (Tintenfisch), gereinigt und in 1-Zoll-Ringe geschnitten

Scheiben italienisches Brot, geröstet

1. Gießen Sie das Öl in einen großen Topf. Zwiebel, Sellerie, Karotte, Knoblauch, Petersilie, Pfeffer und Lorbeerblatt hinzufügen. Bei mittlerer Hitze unter häufigem Rühren etwa 10 Minuten kochen, bis das Gemüse zart und goldbraun ist.

2. Legen Sie den Hummer mit dem Hohlraum nach oben auf ein Schneidebrett. Entfernen Sie nicht die Bänder, die die Krallen geschlossen halten. Schützen Sie Ihre Hand mit einem schweren Handtuch oder Topflappen und halten Sie den Hummer über den Schwanz. Stecken Sie die Spitze eines schweren Kochmessers in den Körper, wo sich der Schwanz mit der Brust verbindet. Entfernen Sie mit einer Geflügelschere die dünne Schale, die das Schwanzfleisch bedeckt. Entfernen Sie die dunkle Vene im Schwanz, aber lassen Sie die grüne Tomalley und die

rote Koralle, falls vorhanden. Legen Sie den Schwanz beiseite. Schneiden Sie den Hummerkörper und die Krallen an den Gelenken in 1 bis 2 Zoll große Stücke. Schlagen Sie mit der stumpfen Seite des Messers auf die Krallen, um sie zu knacken.

3. Die Hummerbrusthöhle und die reservierten Fischköpfe und Zutaten in den Topf geben. 10 Minuten kochen. Den Wein dazugeben und 2 Minuten köcheln lassen. Tomaten und 4 Tassen Wasser einrühren. Zum Kochen bringen und 30 Minuten kochen lassen.

4. Entfernen Sie mit einem geschlitzten Löffel die Hummerhöhle, die Fischköpfe und das Lorbeerblatt aus dem Topf und werfen Sie sie weg. Die restlichen Zutaten durch eine Lebensmittelmühle in eine große Schüssel geben.

5. Den Topf ausspülen und die Suppe einfüllen. Bringen Sie die Flüssigkeit zum Kochen. Fügen Sie die Meeresfrüchte hinzu, die am längsten gekocht werden müssen, z. B. die Calamari. Kochen Sie bis fast zart, ungefähr 20 Minuten. Hummerschwanz, Krallen und Fischstücke einrühren. Kochen, bis der Hummer und der Fisch innen undurchsichtig sind, weitere 10 Minuten.

6. Legen Sie geröstete Brotscheiben in jede Suppenschüssel. Die Suppe über das Brot schöpfen und heiß servieren.

Chunky Fischsuppe

Ciuppin

Ergibt 6 Portionen

Sie können eine Fischart oder mehrere Sorten für diese Suppe verwenden. Für einen garlicky Geschmack die gerösteten Brotscheiben mit einer rohen Knoblauchzehe einreiben, bevor die Suppe in die Schalen gegeben wird. Seeleute aus Genua führten diese klassische Suppe in San Francisco ein, wo sich viele von ihnen niederließen. San Franciscans nennen ihre Version Cioppino.

2 1/2 Pfund verschiedene feste weißfleischige Fischfilets wie Heilbutt, Wolfsbarsch oder Mahi Mahi

1/4 Tasse Olivenöl

1 mittelgroße Karotte, fein gehackt

1 zarte Sellerierippe, fein gehackt

1 mittelgroße Zwiebel, gehackt

2 Knoblauchzehen, fein gehackt

1 Tasse trockener Weißwein

1 Tasse geschälte, entkernte und gehackte frische Tomaten oder Tomatenkonserven

Salz und frisch gemahlener schwarzer Pfeffer

2 Esslöffel gehackte frische Petersilie

6 Scheiben italienisches oder französisches Brot, geröstet

1. Spülen Sie die Fischstücke und tupfen Sie sie trocken. Schneiden Sie den Fisch in 2-Zoll-Stücke und werfen Sie alle Knochen weg.

2. Gießen Sie das Öl in einen großen Topf. Fügen Sie die Karotte, den Sellerie, die Zwiebel und den Knoblauch hinzu. Bei häufigem Rühren bei mittlerer Hitze ca. 10 Minuten kochen, bis sie zart und goldbraun sind. Fügen Sie den Fisch hinzu und kochen Sie, wobei Sie die Stücke gelegentlich umrühren, weitere 10 Minuten.

3. Wein einfüllen und zum Kochen bringen. Fügen Sie die Tomaten und das Salz und den Pfeffer hinzu, um zu schmecken. Fügen Sie kaltes Wasser hinzu, um zu bedecken. Zum Kochen bringen und 20 Minuten kochen lassen.

4. Petersilie einrühren. Legen Sie eine Scheibe Toast in jede Suppenschüssel. Die Suppe über das Brot schöpfen und heiß servieren.

Meeresfrüchte, Pasta und Bohnensuppe

Pasta e Fagioli ai Frutti di Mare

Ergibt 4 bis 6 Portionen

Suppen, die Nudeln und Bohnen mit Meeresfrüchten kombinieren, sind in ganz Süditalien beliebt. Dies ist meine Version von einer, die ich im Alberto Ciarla, einem berühmten Fischrestaurant in Rom, probiert habe.

1 Pfund kleine Muscheln

1 Pfund kleine Muscheln

2 Esslöffel Olivenöl

2 Unzen Pancetta, fein gehackt

1 mittelgroße Zwiebel, fein gehackt

2 Knoblauchzehen, fein gehackt

3 Tassen abgetropfte gekochte getrocknete oder konservierte Cannellini-Bohnen abtropfen lassen

1 Tasse gehackte Tomaten

1/2 Pfund Calamari (Tintenfisch), in 1-Zoll-Ringe geschnitten

Salz und frisch gemahlener schwarzer Pfeffer

8 Unzen Spaghetti, in 1-Zoll-Stücke gebrochen

2 Esslöffel gehackte frische Petersilie

Natives Olivenöl extra

1. Legen Sie die Muscheln in kaltes Wasser, um sie 30 Minuten lang zu bedecken. Schrubben Sie sie mit einer steifen Bürste und kratzen Sie Seepocken oder Seetang ab. Entfernen Sie die Bärte, indem Sie sie zum schmalen Ende der Muscheln ziehen. Entsorgen Sie alle Muscheln mit rissigen Muscheln oder solchen, die beim Klopfen nicht fest schließen. Legen Sie die Muscheln in einen großen Topf mit 1/2 Tasse kaltem Wasser. Decken Sie den Topf ab und bringen Sie ihn zum Kochen. Kochen, bis sich die Muscheln öffnen, ca. 5 Minuten. Übertragen Sie die Muscheln mit einem geschlitzten Löffel in eine Schüssel.

2. Legen Sie die Muscheln in den Topf und decken Sie die Pfanne ab. Kochen, bis sich die Muscheln öffnen, ca. 5 Minuten. Entfernen Sie die Muscheln aus dem Topf. Die Flüssigkeit in der Kanne durch einen Papierkaffeefilter in eine Schüssel abseihen und aufbewahren.

3. Entfernen Sie mit Ihren Fingern die Muscheln und Muscheln aus den Schalen und legen Sie sie in eine Schüssel.

4. Gießen Sie das Öl in einen großen Topf. Fügen Sie die Pancetta, Zwiebel und Knoblauch hinzu. Bei häufigem Rühren bei mittlerer Hitze ca. 10 Minuten kochen, bis sie zart und goldbraun sind.

5. Fügen Sie die Bohnen, Tomaten und Calamari hinzu. Fügen Sie die reservierten Säfte aus den Schalentieren hinzu. Zum Kochen bringen und 20 Minuten kochen lassen.

6. Rühren Sie die Meeresfrüchte ein und kochen Sie sie ca. 5 Minuten lang, bis sie gerade durchgekocht sind.

7. In der Zwischenzeit einen großen Topf Wasser zum Kochen bringen. Fügen Sie die Nudeln und das Salz hinzu, um zu schmecken. Bis zart kochen. Die Nudeln abtropfen lassen und in die Suppe geben. Fügen Sie etwas Nudelflüssigkeit hinzu, wenn die Suppe zu dick erscheint.

8. Petersilie einrühren. Heiß servieren, mit nativem Olivenöl extra beträufelt.

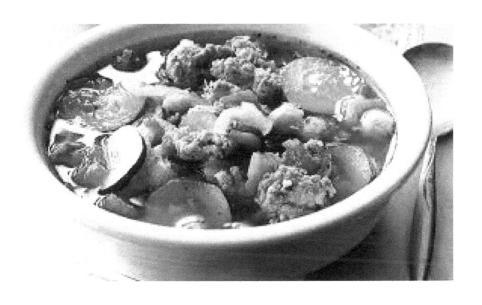

Muscheln und Muscheln in Tomatenbrühe

Zuppa di Cozze

Ergibt 4 Portionen

Sie können dies mit allen Muscheln oder Muscheln machen, wenn Sie möchten.

2 Pfund Muscheln

⅟ Tasse Olivenöl

4 Knoblauchzehen, sehr fein gehackt

2 Esslöffel gehackte frische Petersilie

Prise zerkleinerten roten Pfeffer.

1 Tasse trockener Weißwein

3 Pfund reife Tomaten, geschält, entkernt und gehackt oder 2 (28 bis 35 Unzen) Dosen importierte italienische geschälte Tomaten, gehackt

Salz

2 Pfund kleine Muscheln

8 Scheiben italienisches oder französisches Brot, geröstet

1 ganze Knoblauchzehe

1. Legen Sie die Muscheln in kaltes Wasser, um sie 30 Minuten
lang zu bedecken. Schrubben Sie sie mit einer steifen Bürste und
kratzen Sie Seepocken oder Seetang ab. Entfernen Sie die Bärte,
indem Sie sie zum schmalen Ende der Muscheln ziehen.
Entsorgen Sie alle Muscheln mit rissigen Muscheln oder solchen,
die beim Klopfen nicht fest schließen.

2. In einem großen Topf das Öl bei mittlerer Hitze erhitzen. Fügen
Sie den gehackten Knoblauch, die Petersilie und den
zerkleinerten roten Pfeffer hinzu und kochen Sie ihn bei
schwacher Hitze etwa 2 Minuten lang, bis der Knoblauch golden
ist. Wein einrühren und zum Kochen bringen. Fügen Sie die
Tomaten und eine Prise Salz hinzu. Bei mittlerer Hitze unter
gelegentlichem Rühren etwa 20 Minuten kochen, bis sie leicht
eingedickt sind.

3. Muscheln und Muscheln vorsichtig unterrühren. Decken Sie den
Topf ab. 5 bis 10 Minuten kochen, bis sich die Muscheln und
Muscheln öffnen. Entsorgen Sie alle nicht geöffneten.

4. Den Toast mit der geschnittenen Knoblauchzehe einreiben.
Legen Sie ein Stück Brot in jede Suppenschüssel. Top mit den
Muscheln und Muscheln und ihrer Flüssigkeit. Heiß servieren.

zur Verwendung mit anderen Lebensmitteln.

Marinara-Sauce

Salsa Marinara

Macht 2 1/2 Tassen

Knoblauch verleiht dieser schnell kochenden Sauce nach süditalienischer Art ihren charakteristischen Geschmack. Neapolitaner zerdrücken die Nelken leicht mit der Seite eines großen Messers. Dies erleichtert das Entfernen der Haut und öffnet die Nelken, um ihren Geschmack freizusetzen. Entfernen Sie vor dem Servieren ganze Knoblauchzehen.

Ich füge das Basilikum am Ende der Garzeit hinzu, um den frischesten Geschmack zu erzielen. Getrocknetes Basilikum ist ein schlechter Ersatz für frische Petersilie oder Minze. Diese Sauce ist ideal für Spaghetti oder andere getrocknete Nudeln.

1/4 Tasse Olivenöl

2 große Knoblauchzehen, zerkleinert

Prise zerkleinerten roten Pfeffer

3 Pfund frische Pflaumentomaten, geschält, entkernt und gehackt, oder 1 (28 Unzen) können italienische geschälte Tomaten mit ihrem Saft importieren, die durch eine Lebensmittelmühle geleitet werden

Salz nach Geschmack

4 frische Basilikumblätter, in Stücke gerissen

1. Gießen Sie das Öl in einen mittelgroßen Topf. Fügen Sie den
Knoblauch und den roten Pfeffer hinzu. Bei mittlerer Hitze
kochen und den Knoblauch ein- oder zweimal wenden, bis er
goldbraun ist (ca. 5 Minuten). Den Knoblauch aus der Pfanne
nehmen.

2. Fügen Sie die Tomaten und das Salz hinzu, um zu schmecken. 20
Minuten unter gelegentlichem Rühren kochen oder bis die Sauce
eingedickt ist.

3. Schalten Sie die Heizung aus und rühren Sie das Basilikum ein.
Heiß servieren. Kann im Voraus hergestellt und in einem dicht
verschlossenen Behälter bis zu 5 Tage im Kühlschrank oder bis
zu 2 Monate im Gefrierschrank aufbewahrt werden.

frische Tomatensoße

Salsa Leggero

Macht 3 Tassen

Diese Sauce ist ungewöhnlich, da sie nicht mit der üblichen Zwiebel oder dem Knoblauch beginnt, die in Olivenöl oder Butter gekocht werden. Stattdessen werden die Aromen zusammen mit den Tomaten gekocht, damit die Sauce einen delikaten Gemüsegeschmack hat. Servieren Sie es mit einer der frischen Nudeln oder als Sauce für eine Frittata oder ein anderes Omelett.

4 Pfund reife Pflaumentomaten, geschält, entkernt und gehackt

1 mittelgroße Karotte, gehackt

1 mittelgroße Zwiebel, gehackt

1 kleine Sellerierippe, gehackt

Salz nach Geschmack

6 frische Basilikumblätter, in kleine Stücke zerrissen

1/4 Tasse natives Olivenöl extra

1. Kombinieren Sie in einem großen, schweren Topf die Tomaten,
Karotten, Zwiebeln, Sellerie, eine Prise Salz und Basilikum.
Decken Sie den Topf ab und kochen Sie ihn bei mittlerer Hitze,
bis die Mischung kocht. Decken Sie es ab und kochen Sie es unter
gelegentlichem Rühren 20 Minuten lang oder bis die Sauce
eingedickt ist.

2. Leicht abkühlen lassen. Führen Sie die Sauce durch eine
Lebensmittelmühle oder pürieren Sie sie in einer
Küchenmaschine oder einem Mixer. Vorsichtig aufwärmen und
zum Würzen abschmecken. Öl einrühren. Heiß servieren. Kann
im Voraus hergestellt und in einem dicht verschlossenen
Behälter bis zu 5 Tage im Kühlschrank oder bis zu 2 Monate im
Gefrierschrank aufbewahrt werden.

Tomatensauce nach sizilianischer Art

Salsa di Pomodoro alla Siciliana

Macht etwa 3 Tassen

Ich habe gesehen, wie Anna Tasca Lanza, die eine Kochschule im Regaleali-Weingut ihrer Familie in Sizilien hat, auf diese Weise Tomatensauce hergestellt hat. Alles geht in den Topf, und wenn es lange genug gekocht hat, wird die Sauce in einer Lebensmittelmühle püriert, um die Tomatensamen zu entfernen. Butter und Olivenöl, die am Ende der Garzeit hinzugefügt werden, bereichern und süßen die Sauce. Mit Kartoffelgnocchi oder frischer Fettuccine servieren.

3 Pfund reife Tomaten

1 mittelgroße Zwiebel, dünn geschnitten

1 Knoblauchzehe, fein gehackt

2 Esslöffel gehacktes frisches Basilikum

Prise zerkleinerten roten Pfeffer

1/4 Tasse Olivenöl

1 Esslöffel ungesalzene Butter

1. Wenn Sie die Tomaten mit einer Lebensmittelmühle pürieren, schneiden Sie sie der Länge nach in Viertel und fahren Sie mit Schritt 2 fort. Wenn Sie eine Küchenmaschine oder einen Mixer verwenden, schälen Sie zuerst die Tomaten: Bringen Sie einen mittelgroßen Topf Wasser zum Kochen. Fügen Sie die Tomaten einige nach dem anderen hinzu und kochen Sie 1 Minute. Entfernen Sie sie mit einem geschlitzten Löffel und legen Sie sie in eine Schüssel mit kaltem Wasser. Wiederholen Sie mit den restlichen Tomaten. Die Tomaten schälen, entkernen und die Samen herauskratzen.

2. Kombinieren Sie in einem großen Topf die Tomaten, Zwiebeln, Knoblauch, Basilikum und zerkleinerten roten Pfeffer. Abdecken und zum Kochen bringen. Bei schwacher Hitze 20 Minuten kochen lassen oder bis die Zwiebel weich ist. Leicht abkühlen lassen.

3. Führen Sie die Mischung bei Bedarf durch eine Lebensmittelmühle oder pürieren Sie sie in einem Mixer oder einer Küchenmaschine. Das Püree wieder in den Topf geben. Fügen Sie das Basilikum, den roten Pfeffer und das Salz hinzu, um zu schmecken.

4. Die Sauce kurz vor dem Servieren erneut erhitzen. Vom Herd nehmen und Olivenöl und Butter einrühren. Heiß servieren.

Kann im Voraus hergestellt und in einem dicht verschlossenen Behälter bis zu 5 Tage im Kühlschrank oder bis zu 2 Monate im Gefrierschrank aufbewahrt werden.

Tomatensauce nach toskanischer Art

Salsa di Pomodoro alla Toscana

Macht 3 Tassen

Ein Soffritto ist eine Mischung aus gehacktem aromatischem Gemüse, normalerweise Zwiebeln, Karotten und Sellerie, das in Butter oder Öl zart und leicht golden gekocht wird. Es ist die Aromabasis für viele Saucen, Suppen und Schmorgerichte und eine wesentliche Technik in der italienischen Küche. Viele italienische Köche geben alle Soffritto-Zutaten zusammen in eine kalte Pfanne und schalten dann die Heizung ein. Auf diese Weise kochen alle Zutaten schonend und nichts wird zu braun oder verkocht. Bei der alternativen Methode, zuerst das Öl zu erhitzen und dann die gehackten Zutaten hinzuzufügen, besteht die Gefahr, dass das Öl überhitzt. Gemüse kann bräunen und verkocht und bitter werden. Diese Tomatensauce nach toskanischer Art beginnt mit einem Soffritto des üblichen Gemüses plus mit Olivenöl gekochtem Knoblauch.

4 Esslöffel Olivenöl

1 mittelgroße Zwiebel, fein gehackt

1⁄2 Tasse gehackte Karotte

¼ Tasse gehackter Sellerie

1 kleine Knoblauchzehe, gehackt

3 Pfund frische reife Pflaumentomaten, geschält, entkernt und fein gehackt, oder 1 (28 Unzen) können italienische geschälte Tomaten mit ihrem Saft importieren, die durch eine Lebensmittelmühle geleitet werden

½ Tasse Hühnerbrühe

Prise zerkleinerten roten Pfeffer

Salz

2 oder 3 Basilikumblätter, zerrissen

1. Gießen Sie das Öl in einen mittelgroßen Topf. Fügen Sie die Zwiebel, Karotte, Sellerie und Knoblauch hinzu. Bei mittlerer Hitze unter gelegentlichem Rühren etwa 15 Minuten kochen, bis das Gemüse zart und goldbraun ist.

2. Tomaten, Brühe, Paprika und Salz nach Geschmack einrühren. Zum Kochen bringen. Decken Sie die Pfanne teilweise ab und kochen Sie sie bei schwacher Hitze unter gelegentlichem Rühren etwa 30 Minuten lang, bis sie eingedickt ist.

3. Basilikum einrühren. Heiß servieren. Kann im Voraus hergestellt und in einem dicht verschlossenen Behälter bis zu 5

Tage im Kühlschrank oder bis zu 2 Monate im Gefrierschrank aufbewahrt werden.

Pizzaiola-Sauce

Salsa Pizzaiola

Macht etwa 2 1/2 Tassen

Neapolitaner verwenden diese leckere Sauce, um kleine Steaks oder Koteletts zu kochen (siehe <u>Fleisch</u>), oder sie servieren es über Spaghetti. Es wird jedoch normalerweise nicht für Pizza verwendet, da die extreme Hitze von holzbefeuerten neapolitanischen Pizzaöfen eine bereits gekochte Sauce verkochen würde. Es hat seinen Namen von Tomaten, Knoblauch und Oregano - den gleichen Zutaten, die ein Pizzamaker normalerweise für Pizza verwendet.

Den Knoblauch hacken, bis er sehr fein ist, damit keine großen Stücke in der Sauce sind.

2 große Knoblauchzehen, sehr fein gehackt

1/4 Tasse Olivenöl

Prise zerkleinerten roten Pfeffer

1 (28 Unzen) Dose importierte italienische geschälte Tomaten mit ihrem Saft, gehackt

1 Teelöffel getrockneter Oregano, zerbröckelt

Salz

1. In einer großen Pfanne den Knoblauch bei mittlerer Hitze etwa
2 Minuten lang im Öl goldbraun kochen. Den zerkleinerten roten
Pfeffer einrühren.

2. Fügen Sie die Tomaten, Oregano und Salz hinzu, um zu
schmecken. Die Sauce zum Kochen bringen. Kochen Sie unter
gelegentlichem Rühren 20 Minuten oder bis die Sauce eingedickt
ist. Heiß servieren. Kann im Voraus hergestellt und in einem
dicht verschlossenen Behälter bis zu 5 Tage im Kühlschrank
oder bis zu 2 Monate im Gefrierschrank aufbewahrt werden.

"Gefälschte" Fleischsauce

Sugo Finto

Macht etwa 6 Tassen

Sugo Finto bedeutet "falsche Sauce", ein seltsamer Name für eine so köstliche, nützliche Sauce, die laut meinem Freund Lars Leicht in Mittelitalien häufig verwendet wird. Dieses Rezept stammt von seiner Tante, die außerhalb Roms lebt. Es ist so voller Geschmack, dass man sich täuschen könnte, es sei Fleisch darin. Die Sauce ist perfekt für Zeiten, in denen Sie etwas Komplexeres als eine einfache Tomatensauce möchten, aber kein Fleisch hinzufügen möchten. Dieses Rezept macht viel, aber es kann leicht halbiert werden, wenn Sie es vorziehen.

¼ Tasse Olivenöl

1 mittelgroße gelbe Zwiebel, fein gehackt

2 kleine Karotten, geschält und fein gehackt

2 Knoblauchzehen, fein gehackt

4 frische Basilikumblätter, gehackt

1 kleiner getrockneter Chili-Pfeffer, zerkleinert oder eine Prise zerkleinerter roter Pfeffer

1 Tasse trockener Weißwein

2 Dosen (je 28 bis 35 Unzen) importierten italienische geschälte Tomaten mit ihrem Saft oder 6 Pfund frischen Pflaumentomaten, geschält, entkernt und gehackt

1. In einem großen Topf Öl, Zwiebel, Karotten, Knoblauch, Basilikum und Chili vermischen. Bei mittlerer Hitze unter gelegentlichem Rühren etwa 10 Minuten kochen, bis das Gemüse zart und goldbraun ist.

2. Den Wein dazugeben und zum Kochen bringen. 1 Minute kochen.

3. Geben Sie die Tomaten durch eine Lebensmittelmühle in den Topf oder pürieren Sie sie in einem Mixer oder einer Küchenmaschine. Zum Kochen bringen und die Hitze auf niedrig stellen. Mit Salz abschmecken. Unter gelegentlichem Rühren 30 Minuten kochen lassen oder bis die Sauce eingedickt ist. Heiß servieren. Kann im Voraus hergestellt und in einem dicht verschlossenen Behälter bis zu 5 Tage im Kühlschrank oder bis zu 2 Monate im Gefrierschrank aufbewahrt werden.

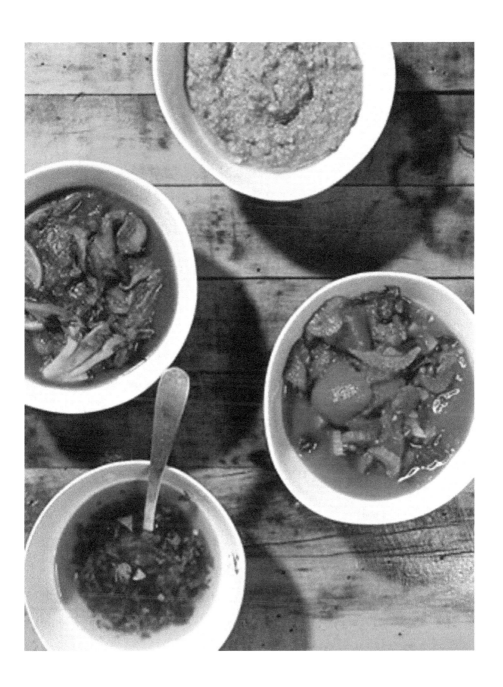

Rosa Sauce

Salsa di Pomodoro alla Panna

Macht etwa 3 Tassen

Schwere Sahne glättet diese schöne rosa Sauce. Mit Ravioli oder grünen Gnocchi servieren.

¼ Tasse ungesalzene Butter

¼ Tasse gehackte frische Schalotten

3 Pfund frische Tomaten, geschält, entkernt und gehackt, oder 1 (28 Unzen) können italienische geschälte Tomaten mit ihrem Saft importieren

Salz und frisch gemahlener schwarzer Pfeffer

½ Tasse Sahne

1. In einem großen Topf die Butter bei mittlerer Hitze schmelzen. Fügen Sie die Schalotten hinzu und kochen Sie sie ca. 3 Minuten lang goldbraun. Fügen Sie die Tomaten und Salz und Pfeffer hinzu und kochen Sie unter Rühren, bis die Sauce zum Kochen kommt. Wenn Sie Tomatenkonserven verwenden, hacken Sie diese mit einem Löffel. Unter gelegentlichem Rühren etwa 20

Minuten kochen, bis die Sauce leicht eingedickt ist. Leicht abkühlen lassen.

2. Führen Sie die Tomatenmischung durch eine Lebensmittelmühle. Die Sauce wieder in den Topf geben und bei mittlerer Hitze erhitzen. Fügen Sie die Sahne hinzu und kochen Sie 1 Minute oder bis sie leicht eingedickt ist. Heiß servieren.

Tomatensauce mit Zwiebeln

Salsa di Pomodoro mit Cipolla

Macht 2 1/2 Tassen

Der natürliche Zucker in der Zwiebel ergänzt die Süße der Butter in dieser Sauce. Diese Sauce eignet sich auch gut für Schalotten anstelle der Zwiebel.

3 Esslöffel ungesalzene Butter

1 Esslöffel Olivenöl

1 kleine Zwiebel, sehr fein gehackt

3 Pfund Pflaumentomaten, geschält, entkernt und gehackt, oder 1 (28 Unzen) können italienische geschälte Tomaten mit ihrem Saft importieren, die durch eine Lebensmittelmühle geleitet werden

Salz und frisch gemahlener schwarzer Pfeffer nach Geschmack

1. In einem mittelschweren Topf die Butter bei mittlerer Hitze mit dem Öl schmelzen. Fügen Sie die Zwiebel hinzu und kochen Sie sie unter ein- oder zweimaligem Rühren etwa 7 Minuten lang, bis die Zwiebel zart und golden ist.

2. Fügen Sie die Tomaten und Salz und Pfeffer hinzu. Bringen Sie die Sauce zum Kochen und kochen Sie sie 20 Minuten lang oder bis sie eingedickt ist.

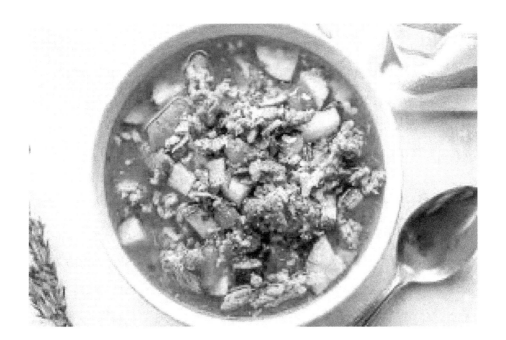

geröstete Tomatensauce

Salsa di Pomodoro Arrostito

Reicht für 1 Pfund Nudeln

Auf diese Weise können auch nicht perfekte frische Tomaten gekocht werden. Sie können nur eine Tomatensorte oder mehrere Sorten verwenden. Eine Kombination aus roten und gelben Tomaten ist besonders schön. Basilikum oder Petersilie sind die offensichtliche Wahl für die Kräuter, aber Sie können auch eine Mischung aus Schnittlauch, Rosmarin, Minze oder was auch immer Sie zur Hand haben, verwenden.

Ich brate gerne im Voraus und werfe dann die Sauce bei Raumtemperatur mit heißen Nudeln wie Penne oder Fusilli. Meine Freundin Suzie O'Rourke erzählt mir, dass sie es am liebsten als Vorspeise auf gerösteten italienischen Brotscheiben serviert.

2 1/2 Pfund runde, Pflaumen-, Kirsch- oder Traubentomaten

4 Knoblauchzehen, sehr fein gehackt

Salz

Prise zerkleinerten roten Pfeffer

½ Tasse Olivenöl

½ Tasse gehacktes frisches Basilikum, Petersilie oder andere Kräuter

1. Stellen Sie einen Rost in die Mitte des Ofens. Heizen Sie den Ofen auf 400 ° F vor. Ölen Sie eine nicht reaktive 13 × 9 × 2-Zoll-Backform.

2. Grobe oder Pflaumentomaten grob in 1/2-Zoll-Stücke schneiden. Kirsch- oder Traubentomaten in Hälften oder Viertel schneiden.

3. Die Tomaten in der Pfanne verteilen. Mit Knoblauch, Salz und zerkleinertem rotem Pfeffer bestreuen. Mit dem Öl beträufeln und vorsichtig umrühren.

4. 30 bis 45 Minuten braten oder bis die Tomaten leicht gebräunt sind. Die Tomaten aus dem Ofen nehmen und die Kräuter einrühren. Heiß oder bei Raumtemperatur servieren.

Ragù im Abruzzen-Stil

Ragù Abruzzese

Macht etwa 7 Tassen

Das Gemüse für diesen Ragù bleibt ganz und einige der Fleischsorten werden am Knochen gekocht. Am Ende der Garzeit werden das Gemüse und die losen Knochen entfernt. Das Fleisch wird normalerweise aus der Sauce genommen und als zweiter Gang serviert. Servieren Sie diese Sauce mit klobigen Nudelformen wie Rigatoni.

3 Esslöffel Olivenöl

1 Pfund Schweineschulter mit einigen Knochen, in 2-Zoll-Stücke geschnitten

1 Pfund Lammhals oder Schulter mit Knochen, in 2-Zoll-Stücke geschnitten

1 Pfund Kalbseintopf ohne Knochen, in 1-Zoll-Stücke geschnitten

½ Tasse trockener Rotwein

2 Esslöffel Tomatenmark

4 Pfund frische Tomaten, geschält, entkernt und gehackt, oder 2 (28 Unzen) Dosen importierte italienische geschälte Tomaten mit ihrem Saft, die durch eine Lebensmittelmühle geleitet wurden

2 Tassen Wasser

Salz und frisch gemahlener schwarzer Pfeffer

1 mittelgroße Zwiebel

1 Rippensellerie

1 mittlere Karotte

1. In einem großen schweren Topf das Öl bei mittlerer Hitze
   erhitzen. Fügen Sie das Fleisch hinzu und kochen Sie es unter
   gelegentlichem Rühren, bis es leicht gebräunt ist.

2. Fügen Sie den Wein hinzu und kochen Sie, bis der größte Teil
   der Flüssigkeit verdunstet ist. Tomatenmark einrühren. Fügen
   Sie die Tomaten, Wasser und Salz und Pfeffer hinzu, um zu
   schmecken.

3. Fügen Sie das Gemüse hinzu und bringen Sie es zum Kochen.
   Decken Sie den Topf ab und kochen Sie ihn unter gelegentlichem
   Rühren etwa 3 Stunden lang, bis das Fleisch sehr zart ist. Wenn
   die Sauce dünn erscheint, decken Sie sie auf und kochen Sie sie,
   bis sie leicht reduziert ist.

4. Abkühlen lassen. Entfernen Sie alle losen Knochen und das
   Gemüse.

5. Vor dem Servieren aufwärmen oder abdecken und bis zu 3 Tage im Kühlschrank oder bis zu 3 Monate im Gefrierschrank lagern.

Neapolitanischer Ragù

Ragù alla Napolitana

Macht etwa 8 Tassen

Dieses herzhafte Ragù, das aus verschiedenen Rind- und Schweinefleischstücken hergestellt wird, wird von vielen Italienern und Amerikanern als "Soße" bezeichnet, die für das Mittagessen oder Abendessen am Sonntag zubereitet wird. Es ist ideal zum Werfen mit kräftigen Nudelformen wie Muscheln oder Rigatoni und zur Verwendung in gebackenen Nudelgerichten wie z<u>Neapolitanische Lasagne</u>.

Die Fleischbällchen werden gegen Ende der Garzeit in die Sauce gegeben, sodass Sie sie zubereiten können, während die Sauce köchelt.

2 Esslöffel Olivenöl

1 Pfund fleischige Schweinehalsknochen oder Spareribs

1 Pfund Rinderfutter in einem Stück

1 Pfund italienische Würstchen mit normalem oder Fenchelschweinefleisch

4 Knoblauchzehen, leicht zerkleinert

¼ Tasse Tomatenmark

3 (28 bis 35 Unzen) können italienische geschälte Tomaten importieren

Salz und frisch gemahlener schwarzer Pfeffer nach Geschmack

6 frische Basilikumblätter, in kleine Stücke zerrissen

1 Rezept Neapolitanische Fleischbällchen, die größere Größe

2 Tassen Wasser

1. In einem großen schweren Topf das Öl bei mittlerer Hitze erhitzen. Das Schweinefleisch trocken tupfen und die Stücke in den Topf geben. Kochen, gelegentlich wenden, ca. 15 Minuten oder bis sie von allen Seiten schön gebräunt sind. Das Schweinefleisch auf einen Teller legen. Das Rindfleisch auf die gleiche Weise anbraten und aus dem Topf nehmen.

2. Die Würste in den Topf geben und von allen Seiten anbraten. Legen Sie die Würste mit dem anderen Fleisch beiseite.

3. Das meiste Fett abtropfen lassen. Fügen Sie den Knoblauch hinzu und kochen Sie 2 Minuten oder bis golden. Knoblauch wegwerfen. Tomatenmark einrühren; 1 Minute kochen.

4. Mit einer Lebensmittelmühle die Tomaten und ihren Saft in den Topf pürieren. Oder, für eine klobigere Sauce, hacken Sie einfach

die Tomaten. Fügen Sie 2 Tassen Wasser und Salz und Pfeffer hinzu. Fügen Sie das Schweinefleisch, Rindfleisch, Würstchen und Basilikum hinzu. Die Sauce zum Kochen bringen. Decken Sie den Topf teilweise ab und kochen Sie ihn bei schwacher Hitze unter gelegentlichem Rühren 2 Stunden lang. Wenn die Sauce zu dick wird, fügen Sie etwas mehr Wasser hinzu.

5. In der Zwischenzeit die Frikadellen vorbereiten. Wenn die Sauce fast fertig ist, fügen Sie die Fleischbällchen der Sauce hinzu. 30 Minuten kochen lassen oder bis die Sauce dick ist und das Fleisch sehr zart ist. Nehmen Sie das Fleisch aus der Sauce und servieren Sie es als zweiten Gang oder als separate Mahlzeit. Die Sauce heiß servieren. Decken Sie es ab und lagern Sie es bis zu 3 Tage in einem luftdichten Behälter im Kühlschrank oder bis zu 2 Monate im Gefrierschrank.

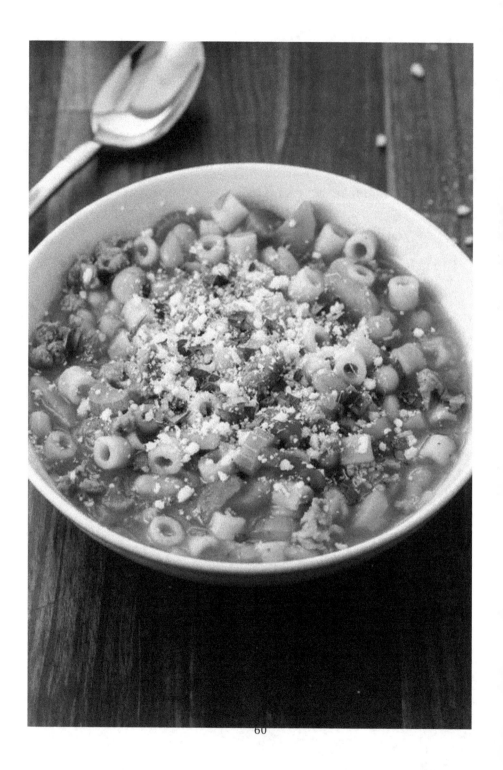

Wurst Ragù

Ragù di Salsiccia

Macht 41/2 Tassen

Kleine Stücke italienisches Schweinswurstfleisch studieren diese Sauce aus Süditalien. Wenn Sie es scharf mögen, verwenden Sie heiße Würste. Servieren Sie diese Sauce auf<u>Kartoffel-Tortelli</u> oder klobige Nudeln, wie Muscheln oder Rigatoni.

1 Pfund einfache italienische Schweinswürste

2 Esslöffel Olivenöl

2 Knoblauchzehen, fein gehackt

1/2 Tasse trockener Weißwein

3 Pfund frische Pflaumentomaten, geschält, entkernt und gehackt, oder 1 (28 Unzen) können italienische geschälte Tomaten mit ihrem Saft importieren, die durch eine Lebensmittelmühle geleitet werden

Salz und frisch gemahlener schwarzer Pfeffer

3 bis 4 frische Basilikumblätter, in Stücke gerissen

1. Entfernen Sie die Wurst aus den Hüllen. Das Fleisch fein hacken.

2. In einem großen Topf das Öl bei mittlerer Hitze erhitzen. Fügen Sie das Wurstfleisch und den Knoblauch hinzu. Unter häufigem Rühren ca. 10 Minuten kochen, bis das Schweinefleisch leicht gebräunt ist. Den Wein dazugeben und zum Kochen bringen. Kochen, bis der größte Teil des Weins verdunstet ist.

3. Tomaten und Salz nach Belieben einrühren. Zum Kochen bringen. Reduzieren Sie die Hitze auf niedrig. Unter gelegentlichem Rühren etwa 1 Stunde und 30 Minuten kochen, bis die Sauce eingedickt ist. Basilikum kurz vor dem Servieren einrühren. Heiß servieren. Kann im Voraus hergestellt und in einem dicht verschlossenen Behälter bis zu 3 Tage im Kühlschrank oder bis zu 2 Monate im Gefrierschrank aufbewahrt werden.

Ragù im Märchenstil

Ragù di Carne alla Marchigiana

Macht etwa 5 Tassen

In der Stadt Campofilone in den Marken Mittelitaliens findet jährlich ein Pastafestival statt, das Besucher aus aller Welt anzieht. Der Höhepunkt des Festes sind Maccheroncini, handgerollte Eiernudeln, die mit dieser würzigen Fleischsauce serviert werden. Eine Mischung aus Kräutern und einer Prise Nelken verleiht diesem Ragù einen besonderen Geschmack. Ein wenig Milch, die am Ende der Garzeit hinzugefügt wird, verleiht ihm ein glattes Finish. Wenn Sie diese Sauce vorzeitig zubereiten, fügen Sie die Milch kurz vor dem Servieren hinzu. Mit Fettuccine servieren.

1 Tasse hausgemacht Fleischbrühe oder im Laden gekaufte Rinderbrühe

1/4 Tasse Olivenöl

1 kleine Zwiebel, fein gehackt

1 Sellerierippe, gehackt

1 Karotte, gehackt

1 Esslöffel gehackte frische Petersilie

2 Teelöffel gehackter frischer Rosmarin

1 Teelöffel gehackter frischer Thymian

1 Lorbeerblatt

1 Pfund ohne Knochen Rindfleischfutter, in 2-Zoll-Stücke geschnitten

1 (28 Unzen) Dose importierte italienische geschälte Tomaten, abgetropft und durch eine Lebensmittelmühle geleitet

Prise gemahlene Nelken

Salz und frisch gemahlener schwarzer Pfeffer

1/2 Tasse Milch

1. Bereiten Sie gegebenenfalls die Brühe vor. Gießen Sie das Öl in einen großen Topf. Fügen Sie das Gemüse und die Kräuter hinzu und kochen Sie es bei mittlerer Hitze unter gelegentlichem Rühren 15 Minuten lang oder bis das Gemüse zart und golden ist.

2. Fügen Sie das Rindfleisch hinzu und kochen Sie es unter häufigem Rühren, bis das Fleisch braun ist. Mit Salz und Pfeffer bestreuen. Fügen Sie das Tomatenpüree, die Brühe und die Nelken hinzu. Zum Kochen bringen. Decken Sie die Pfanne

teilweise ab und kochen Sie sie unter gelegentlichem Rühren, bis das Fleisch zart und die Sauce dick ist (ca. 2 Stunden).

3. Entfernen Sie das Fleisch, lassen Sie es abtropfen und hacken Sie es fein. Rühren Sie das gehackte Fleisch zurück in die Sauce.

4. Fügen Sie die Milch hinzu und erhitzen Sie sie 5 Minuten vor dem Servieren. Heiß servieren. Kann im Voraus hergestellt und in einem luftdichten Behälter im Kühlschrank bis zu 3 Tagen oder im Gefrierschrank bis zu 2 Monaten gelagert werden.

Toskanische Fleischsauce

Ragù alla Toscana

Macht 8 Tassen

Gewürze und Zitronenschale verleihen diesem Rinder- und Schweinefleischragù einen süßen Geschmack. Servieren Sie es mitpici.

4 Esslöffel ungesalzene Butter

¼ Tasse Olivenöl

4 Unzen importierter italienischer Schinken, gehackt

2 mittelgroße Karotten

2 mittelrote Zwiebeln

1 große Sellerierippe, gehackt

¼ Tasse gehackte frische flache Petersilie

1 Pfund ohne Knochen Rindfleischfutter, in 2-Zoll-Stücke geschnitten

8 Unzen italienische süße Würstchen oder gemahlenes Schweinefleisch

2 Pfund frische Tomaten oder 1 (28 Unzen) können gehackte italienische geschälte Tomaten importieren

2 Tassen hausgemacht Fleischbrühe oder im Laden gekaufte Rinderbrühe

1/2 Tasse trockener Rotwein

1/2 Teelöffel geriebene Zitronenschale

Eine Prise Zimt

Prise Muskatnuss

Salz und frisch gemahlener schwarzer Pfeffer nach Geschmack

1. In einem großen Topf die Butter bei mittlerer Hitze mit dem Olivenöl schmelzen. Schinken und gehacktes Gemüse dazugeben und unter häufigem Rühren 15 Minuten kochen lassen.

2. Rühren Sie das Fleisch ein und kochen Sie es unter häufigem Rühren etwa 20 Minuten lang, bis es braun ist.

3. Fügen Sie die Tomaten, Brühe, Wein, Zitronenschale, Zimt, Muskatnuss sowie Salz und Pfeffer nach Geschmack hinzu. Die Mischung zum Kochen bringen. Unter gelegentlichem Rühren ca. 2 Stunden kochen, bis die Sauce eingedickt ist.

4. Entfernen Sie die Rindfleischstücke aus dem Topf. Legen Sie sie auf ein Schneidebrett und hacken Sie sie in kleine Stücke. Rühren Sie das gehackte Fleisch in die Sauce. Heiß servieren. Kann im Voraus hergestellt und in einem luftdichten Behälter im Kühlschrank bis zu 3 Tagen oder im Gefrierschrank bis zu 2 Monaten gelagert werden.

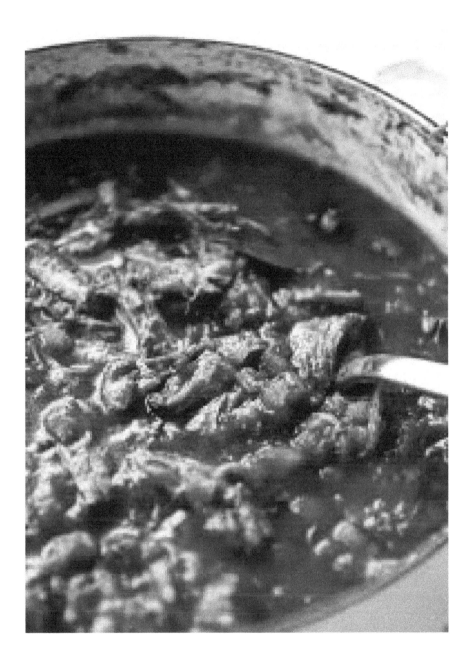

Ragù nach Bologna-Art

Bolognese Sauce

Macht etwa 5 Tassen

In Tamburini, Bolognas bestem Gourmet- und Imbissladen, können Sie viele Arten von frischen Eiernudeln kaufen. Die bekanntesten sind Tortellini, nickelgroße Nudelringe, gefüllt mit Mortadella, einer fein gewürzten Schweinswurst. Die Tortellini werden entweder in Brodo, "Brühe", Alla Panna, in einer schweren Sahnesauce oder am besten in Al Ragù mit einer reichhaltigen Fleischsauce serviert. Das lange, langsame Garen des Soffritto - aromatisches Gemüse und Pancetta - verleiht dem Ragù nach Bolognese-Art einen tiefen, reichen Geschmack.

2 Tassen hausgemacht Fleischbrühe oder im Laden gekaufte Rinderbrühe

2 Esslöffel ungesalzene Butter

2 Esslöffel Olivenöl

2 Unzen Pancetta, fein gehackt

2 kleine Karotten, geschält und fein gehackt

1 Zwiebel, fein gehackt

1 zarte Sellerierippe, fein gehackt

8 Unzen gemahlenes Kalbfleisch

8 Unzen gemahlenes Schweinefleisch

8 Unzen Rinderhackfleisch

1/2 Tasse trockener Rotwein

3 Esslöffel Tomatenmark

1/4 Teelöffel geriebene Muskatnuss

Salz und frisch gemahlener schwarzer Pfeffer

1 Tasse Milch

1. Bereiten Sie gegebenenfalls die Brühe vor. In einem großen
   Topf die Butter bei mittlerer Hitze mit dem Öl schmelzen. Fügen
   Sie die Pancetta, Karotten, Zwiebeln und Sellerie hinzu. Kochen
   Sie die Mischung bei schwacher Hitze unter gelegentlichem
   Rühren, bis alle Aromen sehr zart sind und eine satte goldene
   Farbe haben (ca. 30 Minuten). Wenn die Zutaten zu stark
   bräunen, rühren Sie etwas warmes Wasser ein.

2. Fügen Sie das Fleisch hinzu und rühren Sie gut um. Kochen Sie
   unter häufigem Rühren, um die Klumpen aufzubrechen, bis das

Fleisch seine rosa Farbe verliert, aber nicht bräunt (ca. 15 Minuten).

3. Den Wein dazugeben und ca. 2 Minuten köcheln lassen, bis die Flüssigkeit verdunstet ist. Tomatenmark, Brühe, Muskatnuss einrühren und nach Belieben mit Salz und Pfeffer abschmecken. Die Mischung zum Kochen bringen. Bei schwacher Hitze unter gelegentlichem Rühren etwa 21/2 bis 3 Stunden kochen, bis die Sauce dick ist. Wenn die Sauce zu dick wird, fügen Sie etwas mehr Brühe oder Wasser hinzu.

4. Milch einrühren und weitere 15 Minuten kochen lassen. Heiß servieren. Kann im Voraus hergestellt und in einem luftdichten Behälter im Kühlschrank bis zu 3 Tagen oder im Gefrierschrank bis zu 2 Monaten gelagert werden.

Ente Ragù

Ragù di Anatra

Macht etwa 5 Tassen

Wildenten gedeihen in den Lagunen und Sümpfen Venetiens, und lokale Köche bereiten mit ihnen wunderbare Gerichte zu. Sie werden in Ragù so geröstet, geschmort oder zubereitet. Die reichhaltige Gamysauce wird mit Bigoli, dicken Vollkornspaghetti, die mit einem Torchio, einer handgekurbelten Nudelpresse, zubereitet werden, gegessen. Frische domestizierte Enten sind zwar nicht so aromatisch wie die wilde Sorte, aber ein guter Ersatz. Ich serviere die Sauce mit Fettuccine und den Entenstücken als zweiten Gang.

Lassen Sie den Metzger die Ente für Sie vierteln oder machen Sie es selbst mit einer Geflügelschere oder einem großen Kochmesser. Wenn Sie es lieber nicht verwenden möchten, lassen Sie einfach die Leber weg.

1 Entlein (ungefähr 51/2 Pfund)

2 Esslöffcl Olivenöl

Salz und frisch gemahlener schwarzer Pfeffer nach Geschmack

2 Unzen Pancetta, gehackt

2 mittelgroße Zwiebeln, gehackt

2 mittelgroße Karotten, gehackt

2 Sellerierippen, gehackt

6 frische Salbeiblätter

Prise frisch geriebene Muskatnuss

1 Tasse trockener Weißwein

2 1/2 Tassen geschälte, entkernte und gehackte frische Tomaten

1. Spülen Sie die Ente innen und außen aus und entfernen Sie
loses Fett aus dem Hohlraum. Schneiden Sie die Ente mit einer
Geflügelschere in 8 Stücke. Schneiden Sie zuerst die Ente entlang
des Rückgrats. Öffne die Ente wie ein Buch. Schneiden Sie die
Ente mit einem schweren Messer der Länge nach zwischen den
beiden Seiten der Brust in zwei Hälften. Schneiden Sie den
Oberschenkel von der Brust ab. Trennen Sie Bein und
Oberschenkel am Gelenk. Trennen Sie den Flügel und die Brust
am Gelenk. Wenn Sie die Leber verwenden, schneiden Sie sie in
Würfel und legen Sie sie beiseite.

2. In einem großen schweren Topf das Öl bei mittlerer Hitze erhitzen. Die Entenstücke mit Papiertüchern trocken tupfen. Fügen Sie die Entenstücke hinzu und kochen Sie sie unter gelegentlichem Rühren, bis sie von allen Seiten braun sind. Mit Salz und Pfeffer bestreuen. Nehmen Sie die Ente auf eine Platte. Alle bis auf 2 Esslöffel Fett ablöffeln.

3. Pancetta, Zwiebeln, Karotten, Sellerie und Salbei in die Pfanne geben. 10 Minuten unter gelegentlichem Rühren kochen, bis das Gemüse zart und golden ist. Den Wein dazugeben und 1 Minute köcheln lassen.

4. Die Ente wieder in den Topf geben und die Tomaten und das Wasser hinzufügen. Bringen Sie die Flüssigkeit zum Kochen. Decken Sie den Topf teilweise ab und kochen Sie ihn unter gelegentlichem Rühren 2 Stunden lang oder bis die Ente beim Durchstechen mit einer Gabel sehr zart ist. Bei Bedarf die Entenleber einrühren. Nehmen Sie die Pfanne vom Herd. Leicht abkühlen lassen, dann das Fett von der Oberfläche abschöpfen. Entfernen Sie die Fleischstücke mit einem geschlitzten Löffel aus der Sauce und geben Sie sie auf eine Platte. Zum Warmhalten abdecken.

5. Servieren Sie die Sauce mit heißer gekochter Fettuccine, gefolgt vom Entenfleisch als zweitem Gang. Das gesamte Gericht kann bis zu 2 Tage im Voraus gekocht, in einem luftdichten Behälter aufbewahrt und gekühlt werden.

Kaninchen oder Huhn Ragù

Ragù di Coniglio o Pollo

Macht 3 Tassen

Zum Osteressen war es in unserem Haus traditionell, mit Pasta in einem Kaninchenragout zu beginnen. Für diejenigen in der Familie, die es ablehnen, Kaninchen zu essen, würde meine Mutter die gleiche Sauce mit Hühnchen machen. Angesichts der Milde von Kaninchenfleisch fand ich das Hühnchenragout immer viel schmackhafter. Lassen Sie den Metzger das Kaninchen oder Huhn für Sie zerschneiden.

1 kleines Kaninchen oder Huhn, in 8 Stücke geschnitten

2 Esslöffel Olivenöl

1 (28 Unzen) Dose importierte italienische geschälte Tomaten mit ihrem Saft, gehackt

1 mittelgroße Zwiebel, fein gehackt

1 mittelgroße Karotte, fein gehackt

1 Knoblauchzehe, fein gehackt

1/2 Tasse trockener Weißwein

1 Teelöffel gehackter frischer Rosmarin

Salz und frisch gemahlener schwarzer Pfeffer

1. In einer großen Pfanne das Öl bei mittlerer Hitze erhitzen. Das Kaninchen oder die Hühnchenstücke trocken tupfen und mit Salz und Pfeffer bestreuen. Legen Sie sie in die Pfanne und bräunen Sie sie von allen Seiten ca. 20 Minuten lang gut an.

2. Entfernen Sie die Stücke auf einem Teller. Alle bis auf zwei Esslöffel Fett in der Pfanne ablöffeln.

3. Zwiebel, Karotte, Knoblauch und Rosmarin in die Pfanne geben. Unter häufigem Rühren kochen, bis das Gemüse zart und leicht golden ist. Den Wein dazugeben und 1 Minute köcheln lassen. Führen Sie die Tomaten mit ihren Säften durch eine Lebensmittelmühle oder pürieren Sie sie in einem Mixer oder einer Küchenmaschine und geben Sie sie in den Topf. Nach Belieben Salz und Pfeffer hinzufügen. Reduzieren Sie die Hitze auf niedrig und decken Sie die Pfanne teilweise ab. 15 Minuten köcheln lassen, dabei gelegentlich umrühren.

4. Legen Sie das Fleisch wieder in die Pfanne. 20 Minuten unter gelegentlichem Rühren kochen, bis das Fleisch zart ist und abfällt oder sich leicht vom Knochen löst. Entfernen Sie die

Fleischstücke mit einem geschlitzten Löffel aus der Sauce und geben Sie sie auf eine Platte. Zum Warmhalten abdecken.

5. Servieren Sie die Sauce über heißer, gekochter Fettuccine, gefolgt von Kaninchen oder Hühnchen als zweitem Gang. Kann im Voraus hergestellt und in einem luftdichten Behälter im Kühlschrank bis zu 3 Tagen oder im Gefrierschrank bis zu 2 Monaten gelagert werden.

Steinpilze und Fleisch Ragù

Ragù di Funghi e Carne

Macht etwa 6 Tassen

Obwohl viel über die großen weißen Trüffel des Piemont geschrieben wurde, sind Steinpilze, die von den Franzosen Cèpes genannt werden, ein ebenso großer Schatz der Region. Nach dem Regen reichlich vorhanden, werden die dicken braunen Steinpilzkappen von kurzen, cremeweißen Stielen getragen, die ihnen ein molliges Aussehen verleihen. Ihr Name bedeutet kleine Schweine. Gegrillt oder geröstet mit Olivenöl und Kräutern ist der Pilzgeschmack süß und nussig. Da frische Steinpilze nur im Frühjahr und Herbst erhältlich sind, verlassen sich die Köche in dieser Region den Rest des Jahres auf getrocknete Steinpilze, um Saucen und Schmorgerichten einen reichen, holzigen Geschmack zu verleihen.

Getrocknete Steinpilze werden normalerweise in durchsichtigen Plastik- oder Zellophanverpackungen verkauft. Suchen Sie nach großen ganzen Scheiben mit einem Minimum an Krümeln und Schmutz am Boden des Beutels. Das Verfallsdatum sollte innerhalb des Jahres liegen. Der Geschmack verblasst mit zunehmendem Alter der Pilze. Lagern Sie getrocknete Steinpilze in einem dicht verschlossenen Behälter.

11/2 Tassen hausgemachtFleischbroth oder im Laden gekaufte Rinderbrühe

1 Unze getrocknete Steinpilze

2 Tassen warmes Wasser

2 Esslöffel Olivenöl

2 Unzen gehackte Pancetta

1 Karotte, gehackt

1 mittelgroße Zwiebel, gehackt

1 Sellerierippe, gehackt

1 Knoblauchzehe, sehr fein gehackt

11/2 Pfund gemahlenes Kalbfleisch

1/2 Tasse trockener Weißwein

Salz und frisch gemahlener schwarzer Pfeffer

1 Tasse gehackte frische oder eingemachte importierte italienische Tomaten

1/4 Teelöffel frisch geriebene Muskatnuss

1. Bereiten Sie gegebenenfalls die Brühe vor. In einer mittelgroßen Schüssel die Pilze 30 Minuten im Wasser einweichen. Heben Sie die Pilze aus der Einweichflüssigkeit. Die Flüssigkeit durch einen Papierkaffeefilter oder ein Stück angefeuchtetes Käsetuch in eine saubere Schüssel abseihen und beiseite stellen. Spülen Sie die Pilze unter fließendem Wasser ab und achten Sie dabei besonders auf die Basis, auf der sich der Boden sammelt. Die Pilze fein hacken.

2. Gießen Sie das Öl in einen großen Topf. Fügen Sie die Pancetta hinzu und kochen Sie sie bei mittlerer Hitze etwa 5 Minuten lang. Fügen Sie die Karotte, Zwiebel, Sellerie und Knoblauch hinzu und kochen Sie unter häufigem Rühren, bis sie zart und goldbraun sind, weitere 10 Minuten. Fügen Sie das Kalbfleisch hinzu und kochen Sie es, bis es leicht gebräunt ist. Rühren Sie es häufig um, um die Klumpen aufzubrechen. Fügen Sie den Wein hinzu und kochen Sie 1 Minute. Mit Salz und Pfeffer abschmecken.

3. Fügen Sie die Tomaten, Pilze, Muskatnuss und reservierte Pilzflüssigkeit hinzu. Zum Kochen bringen. 1 Stunde kochen lassen oder bis die Sauce eingedickt ist. Heiß servieren. Kann im Voraus hergestellt und in einem luftdichten Behälter im Kühlschrank bis zu 3 Tagen oder im Gefrierschrank bis zu 2 Monaten gelagert werden.

Schweinefleisch Ragù mit frischen Kräutern

Ragù di Maiale

Macht 6 Tassen

Bei Natale Liberale in Apulien aßen mein Mann und ich dieses gemahlene Schweinefleischragù auf Trokkoli, frischen Spaghetti im quadratischen Schnitt, ähnlich der Pasta alla Chitarra der Abruzzen. Es wurde von seiner Mutter Enza gemacht, die mir zeigte, wie sie mit einem speziellen Nudelholz aus geriffeltem Holz Blätter hausgemachter Eiernudeln schnitt. Der Ragù passt auch gut zu Orecchiette oder frischer Fettuccine.

Die Vielfalt der Kräuter macht Enzas Ragù unverwechselbar. Sie vertiefen den Geschmack der Sauce, wenn sie köcheln. Frische Kräuter sind ideal, aber gefrorene oder getrocknete Kräuter können ersetzt werden, obwohl ich getrocknetes Basilikum vermeide, was unangenehm ist. Ersetzen Sie frische Petersilie, wenn Basilikum nicht verfügbar ist.

4 Esslöffel Olivenöl

1 mittelgroße Zwiebel, fein gehackt

1/2 Tasse gehacktes frisches Basilikum oder flache Petersilie

¼ Tasse gehackte frische Minzblätter oder 1 Teelöffel getrocknet

1 Esslöffel gehackter frischer Salbei oder 1 Teelöffel getrocknet

1 Teelöffel gehackter frischer Rosmarin oder 1⁄2 Teelöffel getrocknet

½ Teelöffel Fenchelsamen

1 Pfund gemahlenes Schweinefleisch

Salz und frisch gemahlener schwarzer Pfeffer

½ Tasse trockener Rotwein

1 (28 Unzen) Dose importierte italienische geschälte Tomaten mit ihrem Saft, gehackt

1. Geben Sie das Öl, die Zwiebel, alle Kräuter und die Fenchelsamen in einen großen Topf und stellen Sie die Hitze auf mittel. Unter gelegentlichem Rühren ca. 10 Minuten kochen, bis die Zwiebel zart und goldbraun ist.

2. Das Schweinefleisch einrühren, dann Salz und Pfeffer abschmecken. Kochen Sie unter häufigem Rühren etwa 10 Minuten, um die Klumpen aufzubrechen, bis das Schweinefleisch seine rosa Farbe verliert. Den Wein dazugeben und 5 Minuten köcheln lassen. Tomaten einrühren und 1 Stunde kochen lassen oder bis die Sauce eingedickt ist. Heiß servieren. Kann im Voraus hergestellt und in einem luftdichten Behälter im Kühlschrank bis zu 3 Tagen oder im Gefrierschrank bis zu 2 Monaten gelagert werden.

Trüffelfleisch Ragù

Ragù Tartufato

Macht 5 Tassen

In Umbrien werden dem Ragù am Ende der Garzeit schwarze Trüffel hinzugefügt, die in der Region angebaut werden. Sie verleihen der Sauce einen besonderen holzigen Geschmack.

Sie können den Trüffel weglassen oder einen Trüffel verwenden, der in Fachgeschäften erhältlich ist. Eine andere Alternative besteht darin, ein kleines Stück Trüffelöl zu verwenden. Verwenden Sie nur eine geringe Menge, da der Geschmack überwältigend sein kann. Servieren Sie diese Sauce mit frischer Fettuccine. Die Sauce ist so reichhaltig, dass geriebener Käse nicht benötigt wird.

1 Unze getrocknete Steinpilze

2 Tassen heißes Wasser

2 Esslöffel ungesalzene Butter

8 Unzen gemahlenes Schweinefleisch

8 Unzen gemahlenes Kalbfleisch

2 Unzen geschnittene Pancetta, fein gehackt

1 Sellerie-Rippe, halbieren

1 mittelgroße Karotte, halbiert

1 kleine Zwiebel, geschält, aber ganz gelassen

2 mittelgroße frische Tomaten, geschält, entkernt und gehackt, oder 1 Tasse importierte italienische Tomatenkonserven, abgetropft und gehackt

1 Esslöffel Tomatenmark

1/4 Tasse Sahne

1 kleiner schwarzer frischer oder in Scheiben geschnittener Trüffel, in dünne Scheiben geschnitten oder ein paar Tropfen Trüffelöl

Prise frisch geriebene Muskatnuss

1. Die Steinpilze mit dem Wasser in eine Schüssel geben. 30 Minuten einwirken lassen. Heben Sie die Pilze aus der Flüssigkeit. Die Flüssigkeit durch einen Kaffeefilter oder ein angefeuchtetes Käsetuch in eine saubere Schüssel abseihen und beiseite stellen. Waschen Sie die Pilze gut unter kaltem Wasser und achten Sie dabei besonders auf die Basis der Stängel, an denen sich Erde ansammelt. Die Pilze fein hacken.

2. In einem großen Topf die Butter bei mittlerer Hitze schmelzen. Fügen Sie das Fleisch hinzu und kochen Sie es unter Rühren, um Klumpen aufzubrechen, bis das Fleisch seine rosa Farbe verliert, aber nicht braun wird. Es sollte weich bleiben.

3. Den Wein dazugeben und 1 Minute köcheln lassen. Fügen Sie den Sellerie, die Karotte, die Zwiebel und die Pilze und 1 Tasse ihrer Flüssigkeit, die Tomaten und die Tomatenmark hinzu und rühren Sie gut um. 1 Stunde bei sehr schwacher Hitze kochen lassen. Wenn die Sauce zu trocken wird, etwas Pilzflüssigkeit hinzufügen.

4. Wenn der Ragù 1 Stunde lang gekocht hat, entfernen Sie den Sellerie, die Karotte und die Zwiebel. Die Sauce kann bis zu diesem Punkt zubereitet werden. Lassen Sie es abkühlen, lagern Sie es dann in einem luftdichten Behälter und kühlen Sie es bis zu 3 Tage oder lagern Sie es bis zu 2 Monate im Gefrierschrank. Erwärmen Sie die Sauce, bevor Sie fortfahren.

5. Fügen Sie kurz vor dem Servieren die Sahne, den Trüffel und die Muskatnuss zur scharfen Sauce hinzu. Vorsichtig umrühren, aber nicht kochen, um den Geschmack der Trüffel zu erhalten. Heiß servieren.

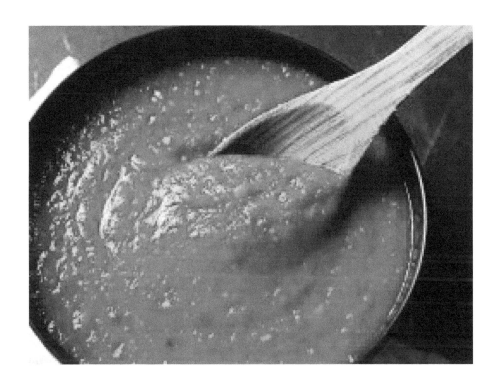

Butter-Salbei-Sauce

Salsa al Burro und Salvia

Macht 1/2 Tasse

Das ist so einfach, dass ich gezögert habe, es aufzunehmen, aber es ist die klassische Sauce für frische Eiernudeln, besonders für gefüllte Nudeln wie Ravioli. Verwenden Sie frische Butter und bestreuen Sie das fertige Gericht mit frisch geriebenem Parmigiano-Reggiano-Käse.

1 Stick ungesalzene Butter

6 Salbeiblätter

Salz und frisch gemahlener schwarzer Pfeffer

Parmesankäse

Die Butter mit dem Salbei bei schwacher Hitze schmelzen. 1 Minute köcheln lassen. Mit Salz und Pfeffer abschmecken. Mit heißen, gekochten Nudeln servieren und mit Parmigiano-Reggiano-Käse belegen.

Variation: Brown Butter Sauce: Kochen Sie die Butter einige Minuten lang, bis sie leicht bräunt. Lass den Salbei weg.

Haselnusssauce: 1/4 Tasse gehackte geröstete Haselnüsse in die Butter geben. Lass den Salbei weg.

Heiliges Öl

Olio Santo

Macht 1 Tasse

Italiener in der Toskana, in den Abruzzen und in anderen Regionen Mittelitaliens nennen dieses heilige Öl, weil es verwendet wird, um viele Suppen und Nudeln zu "salben", so wie gesegnetes Öl in bestimmten Sakramenten verwendet wird. Dieses Öl in Suppen träufeln oder in Nudeln werfen. Sei vorsichtig - es ist heiß!

Sie können getrocknete Chilis verwenden, die Sie in Ihrem Supermarkt finden. Wenn Sie auf einem italienischen Markt sind, suchen Sie nach Peperoncino oder "Peperoni", die in Paketen verkauft werden.

1 Esslöffel zerkleinerte getrocknete Chilis oder zerkleinerter roter Pfeffer

1 Tasse natives Olivenöl extra

In einer kleinen Glasflasche Paprika und Öl vermischen. Abdecken und gut schütteln. 1 Woche vor Gebrauch stehen lassen. An einem kühlen, dunklen Ort bis zu 3 Monate lagern.

Fontina-Käsesauce

Fonduta

Macht 1¾ Tassen

In der Locanda di Felicin in Monforte d'Alba im Piemont serviert der Besitzer Giorgio Rocca diese reichhaltige, köstliche Sauce in flachen Tellern, die mit rasierten Trüffeln als Vorspeise oder über Gemüse wie Brokkoli oder Spargel belegt sind. Probiere es an Gnocchi, auch.

2 große Eigelb

1 Tasse Sahne

½ Pfund Fontina Valle d'Aosta, in 1⁄2-Zoll-Würfel geschnitten

In einem kleinen Topf Eigelb und Sahne verquirlen. Fügen Sie den Käse hinzu und kochen Sie ihn bei mittlerer Hitze unter ständigem Rühren, bis der Käse geschmolzen und die Sauce glatt ist (ca. 2 Minuten). Heiß servieren.

Bechamelsauce

Salsa Balsamella

Macht etwa 4 Tassen

Diese einfache weiße Sauce wird normalerweise mit Käse kombiniert und für gebackene Nudeln oder Gemüse verwendet. Das Rezept kann leicht halbiert werden.

1 Liter Milch

6 Esslöffel ungesalzene Butter

5 Esslöffel Mehl

Salz und frisch gemahlener schwarzer Pfeffer nach Geschmack

Prise frisch geriebene Muskatnuss

1. Erhitzen Sie die Milch in einem mittelgroßen Topf, bis sich am Rand kleine Blasen bilden.

2. Die Butter in einem großen Topf bei mittlerer Hitze schmelzen. Mehl hinzufügen und gut umrühren. 2 Minuten kochen.

3. Beginnen Sie langsam, die Milch in einem dünnen Strahl hinzuzufügen, und rühren Sie sie mit einem Schneebesen ein.

Zuerst wird die Sauce dick und klumpig, aber sie lockert sich allmählich und wird glatt, wenn Sie den Rest einrühren.

4. Wenn die gesamte Milch hinzugefügt wurde, Salz, Pfeffer und Muskatnuss unterrühren. Erhöhen Sie die Hitze auf mittel und rühren Sie ständig, bis die Mischung zum Kochen kommt. Noch 2 Minuten kochen. Vom Herd nehmen. Diese Sauce kann bis zu 2 Tage vor der Verwendung hergestellt werden. Gießen Sie es in einen Behälter, legen Sie ein Stück Plastikfolie direkt auf die Oberfläche und verschließen Sie es fest, um die Bildung einer Haut zu verhindern. Kühlen Sie dann ab. Bei schwacher Hitze erhitzen, bevor etwas mehr Milch hinzugefügt wird, wenn diese zu dick ist.

Knoblauchsoße

Agliata

Macht 1 1⁄2 Tassen

Knoblauchsauce kann mit gekochtem oder gegrilltem Fleisch,
Hühnchen oder Fisch serviert werden. Ich habe es sogar mit heißen
gekochten Nudeln für eine schnelle Mahlzeit geworfen. Diese Version
stammt aus dem Piemont, obwohl ich auch Agliata gegessen habe,
die in Sizilien ohne Nüsse hergestellt wurden. Ich mag den
Geschmack, den die gerösteten Walnüsse geben.

2 Knoblauchzehen

2 oder 3 Scheiben italienisches Brot, Krusten entfernt

1⁄2 Tasse geröstete Walnüsse

1 Tasse natives Olivenöl extra

Salz und frisch gemahlener schwarzer Pfeffer

1. Kombinieren Sie in einer Küchenmaschine oder einem Mixer Knoblauch, Brot, Walnüsse sowie Salz und Pfeffer nach Geschmack. Prozess bis fein gehackt.

2. Bei laufender Maschine das Öl allmählich untermischen. Prozess bis die Sauce dick und glatt ist.

3. 1 Stunde vor dem Servieren bei Raumtemperatur stehen lassen.

Grüne Soße

Salsa Verde

Macht 1 1/2 Tassen

Obwohl ich in ganz Italien in der einen oder anderen Form grüne
Sauce gegessen habe, ist diese Version meine Lieblingsversion, da
das Brot eine cremige Textur verleiht und dabei hilft, die Petersilie in
der Flüssigkeit zu halten. Ansonsten neigen die Petersilie und andere
Feststoffe dazu, auf den Boden zu sinken. Grüne Sauce mit dem
klassischen gekochten Fleischgericht Bollito Misto (Gemischtes
gekochtes Fleisch), mit gegrilltem oder geröstetem Fisch oder über
geschnittenen Tomaten, gekochten Eiern oder gedämpftem Gemüse.
Die Möglichkeiten sind endlos.

3 Tassen locker verpackte frische Petersilie

1 Knoblauchzehe

1/4 Tasse krustenloses italienisches oder französisches Brot, gewürfelt

6 Sardellenfilets

3 Esslöffel abgelassene Kapern

1 Tasse natives Olivenöl extra

98

2 Esslöffel Rot- oder Weißweinessig

Salz

1. Petersilie und Knoblauch in einer Küchenmaschine fein hacken. Fügen Sie die Brotwürfel, Sardellen und Kapern hinzu und verarbeiten Sie sie, bis sie fein gehackt sind.

2. Fügen Sie bei laufender Maschine Öl und Essig sowie eine Prise Salz hinzu. Nach dem Mischen zum Würzen abschmecken. nach Bedarf anpassen. Decken Sie es ab und lagern Sie es bei Raumtemperatur bis zu zwei Stunden oder im Kühlschrank, um es länger zu lagern.

Sizilianische Knoblauch-Kapern-Sauce

Ammoghiu

Macht etwa 2 Tassen

Die Insel Pantelleria vor der Küste Siziliens ist sowohl für ihren aromatischen Dessertwein moscato di Pantelleria als auch für ihre hervorragenden Kapern bekannt. Die Kapern gedeihen und wachsen überall auf der Insel wild. Im Frühjahr sind die Pflanzen mit schönen rosa und weißen Blüten bedeckt. Die ungeöffneten Knospen der Blüten sind die Kapern, die in grobem Meersalz, einer weiteren lokalen Spezialität, geerntet und konserviert werden. Die Sizilianer glauben, dass das Salz den frischen Geschmack der Kapern besser bewahrt als Essig.

Diese ungekochte Sauce aus Kapern, Tomaten und viel Knoblauch ist ein sizilianischer Favorit für Fisch oder Pasta. Eine Möglichkeit, es zu servieren, ist mit knusprigem gebratenem Fisch oder Calamari.

8 Knoblauchzehen, geschält

1 Tasse Basilikumblätter, gespült und getrocknet

1/2 Tasse frische Petersilienblätter

Ein paar Sellerieblätter

6 frische Pflaumentomaten, geschält und entkernt

2 Esslöffel Kapern, gespült und abgetropft

1/2 Tasse natives Olivenöl extra

Salz und frisch gemahlener schwarzer Pfeffer

1. Knoblauch, Basilikum, Petersilie und Sellerieblätter in einer Küchenmaschine fein hacken. Fügen Sie die Tomaten und Kapern hinzu und verarbeiten Sie sie glatt.

2. Bei laufender Maschine nach und nach Olivenöl sowie Salz und Pfeffer nach Geschmack hinzufügen. Prozess bis glatt und gut gemischt. 1 Stunde vor dem Servieren stehen lassen. Bei Raumtemperatur servieren.

Petersilie-Ei-Sauce

Salsa di Prezzemolo und Uova

Macht 2 Tassen

In Trentino-Südtirol wird diese Sauce mit frischem Frühlingsspargel serviert. Hart gekochte Eier geben ihm einen reichen Geschmack und eine cremige Textur. Es passt gut zu pochiertem Hühnchen, Lachs oder Gemüse wie grünen Bohnen und Spargel.

4 große Eier

1 Tasse leicht verpackte frische Petersilie

2 Esslöffel Kapern, gespült, abgetropft und gehackt

1 Knoblauchzehe

1 Teelöffel geriebene Zitronenschale

1 Tasse natives Olivenöl extra

1 Esslöffel frischer Zitronensaft

Salz und frisch gemahlener schwarzer Pfeffer

1. Legen Sie die Eier in einen kleinen Topf mit kaltem Wasser, um sie zu bedecken. Das Wasser zum Kochen bringen. 12 Minuten kochen lassen. Lassen Sie die Eier unter kaltem fließendem Wasser abkühlen. Abgießen und schälen. Die Eier hacken und in eine Schüssel geben.

2. Petersilie, Kapern und Knoblauch in einer Küchenmaschine oder von Hand sehr fein hacken. Übertragen Sie sie in die Schüssel mit den Eiern.

3. Zitronenschale einrühren. Mit einem Schneebesen Öl, Zitronensaft sowie Salz und Pfeffer abschmecken. In ein Sauciere kratzen. Abdecken und 1 Stunde oder über Nacht kalt stellen.

4. Nehmen Sie die Sauce mindestens 1/2 Stunden vor dem Servieren aus dem Kühlschrank. Gut umrühren und zum Würzen abschmecken.

Variation: 1 Esslöffel gehackten frischen Schnittlauch einrühren.

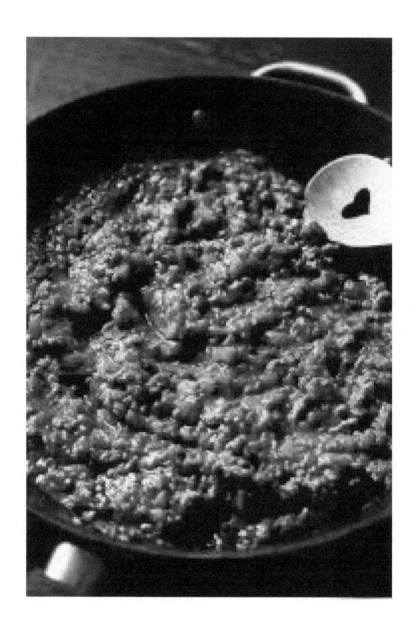

Roter Pfeffer und Tomatensauce

Bagnetto Rosso

Macht etwa 2 Pints

Im norditalienischen Piemont wird diese Sauce in den Sommermonaten, in denen reichlich Gemüse vorhanden ist, in großen Mengen hergestellt. Der Name bedeutet "rotes Bad", weil die Sauce für gekochtes Fleisch oder mit Huhn, Nudeln, Omeletts oder rohem Gemüse verwendet wird.

4 große rote Paprika, gehackt

1 Tasse geschälte, entkernte und gehackte frische Tomaten

1 mittelgroße Zwiebel, gehackt

2 Esslöffel Olivenöl

1 Esslöffel Weinessig

1 Teelöffel Zucker

Prise zerkleinerten roten Pfeffer

Prise gemahlener Zimt

1. Kombinieren Sie in einem großen Topf alle Zutaten. Decken Sie den Topf ab und kochen Sie bei schwacher Hitze. Zum Kochen bringen. (Achten Sie darauf, dass es nicht versengt. Fügen Sie etwas Wasser hinzu, wenn nicht genügend Flüssigkeit vorhanden ist.) Kochen Sie 1 Stunde unter gelegentlichem Rühren, bis die Paprikaschoten sehr zart sind.

2. Leicht abkühlen lassen. Führen Sie die Zutaten durch eine Lebensmittelmühle oder einen Prozess, bis sie in einem Mixer oder einer Küchenmaschine glatt sind. Geschmack zum Würzen. Übertragen Sie die Sauce in dicht verschlossene Behälter und kühlen Sie sie bis zu 1 Woche oder frieren Sie sie bis zu drei Monate ein. Bei Raumtemperatur servieren.

Olivensauce

Salsa di Olive

Macht etwa 1 Tasse

Jarred Olivenpaste ist praktisch für ein schnelles Topping für Crostini oder diese einfache Sauce für gegrilltes Fleisch. Fein gehackte Oliven können ersetzt werden. Dies ist wunderbar auf Rinderfilet oder als Dip für Brot oder Focaccia.

1/2 Tasse schwarze Olivenpaste

1 Knoblauchzehe, geschält und mit der Seite eines Messers abgeflacht

1 Esslöffel schnippte frischen Rosmarin

1/2 Tasse natives Olivenöl extra

1 bis 2 Esslöffel Balsamico-Essig

In einer mittelgroßen Schüssel Olivenpaste, Knoblauch, Rosmarin, Öl und Essig verquirlen. Wenn die Sauce zu dick ist, verdünnen Sie sie mit etwas mehr Öl. Mindestens 1 Stunde bei Raumtemperatur stehen lassen. Entfernen Sie den Knoblauch vor dem Servieren.

Sonnengetrocknete Tomatensauce

Salsa di Pomodori Secchi

Macht etwa 3⁄4 Tasse

Diese Sauce über Steaks, kaltes Roastbeef oder Schweinefleisch oder für ein Antipasti über einen Block milden Ziegenkäses träufeln.

1⁄2 Tasse abgetropfte marinierte sonnengetrocknete Tomaten, sehr fein gehackt

2 Esslöffel gehackte frische Petersilie

1 Esslöffel gehackte Kapern

1⁄2 Tasse natives Olivenöl extra

1 Esslöffel Balsamico-Essig

Frisch gemahlener schwarzer Pfeffer

In einer mittelgroßen Schüssel alle Zutaten verquirlen. Vor dem Servieren 1 Stunde bei Raumtemperatur stehen lassen. Bei Raumtemperatur servieren. In einem luftdichten Behälter bis zu 2 Tage im Kühlschrank lagern.

Pfeffersauce nach Molise-Art

Salsa di Peperoni

Macht etwa 1 Tasse

Molise ist eine der kleinsten und ärmsten Regionen Italiens, aber das Essen ist voller Geschmack. Probieren Sie diese pikante Pfeffersauce - im Dialekt Jevezarola genannt - als Gewürz zu gegrilltem oder gebratenem Fleisch oder Hühnchen. Ich mag es sogar auf gegrilltem Thunfisch. Sie können Ihre eigenen verwenden Eingelegte Paprikaschoten oder die im Laden gekaufte Sorte. Wenn Sie Ihr Essen scharf mögen, fügen Sie einige heiße rote eingelegte Paprikaschoten hinzu.

1 Tasse rot eingelegte Paprika, abgetropft

1 mittelgroße Zwiebel, gehackt

1 Esslöffel Zucker

4 Esslöffel Olivenöl

1. Paprika, Zwiebel und Zucker in eine Küchenmaschine oder einen Mixer geben. Mixen, bis alles glatt ist. Fügen Sie das Öl hinzu und mischen Sie gut.

2. Kratzen Sie die Mischung in einen kleinen schweren Topf. Kochen Sie unter häufigem Rühren etwa 45 Minuten lang, bis es sehr dick ist. Vom Herd nehmen und vor dem Servieren abkühlen lassen. Bei Raumtemperatur servieren. In einem luftdichten Behälter bis zu 1 Monat im Kühlschrank lagern.

Olivenöl Mayonnaise

Maionese

Macht 1 Tasse

Hausgemachte Mayonnaise macht den Unterschied, wenn sie einfach auf reifen Tomaten, hart gekochten Eiern, pochiertem Fisch, geschnittenem Hühnchen oder Sandwiches serviert wird. Um es zu machen, verwende ich gerne ein natives Olivenöl extra mit mildem Geschmack oder mische ein Öl mit vollem Geschmack zusammen mit Pflanzenöl. Machen Sie die Mayonnaise von Hand mit einem Schneebesen oder verwenden Sie einen Elektromixer.

Salmonellen in rohen Eiern wurden in den letzten Jahren stark reduziert. Wenn Sie jedoch Zweifel haben, können Sie einen vernünftigen Ersatz herstellen, indem Sie die Mayonnaise mit Tropfen Olivenöl und frischem Zitronensaft nach Geschmack verfeinern.

2 große Eigelb bei Raumtemperatur

2 Esslöffel frischer Zitronensaft

1/4 Teelöffel Salz

1 Tasse natives Olivenöl extra oder 1/2 Tasse Pflanzenöl plus 1/2 Tasse
natives Olivenöl extra

1. Eigelb, Zitronensaft und Salz in einer mittelgroßen Schüssel hellgelb und dick verquirlen.

2. Wischen Sie weiter, während Sie das Öl ganz allmählich tropfenweise hinzufügen, bis sich die Mischung zu versteifen beginnt. Wenn es dick wird, das restliche Öl gleichmäßiger einrühren und sicherstellen, dass es absorbiert wird, bevor Sie mehr hinzufügen. Wenn das Öl zu irgendeinem Zeitpunkt nicht mehr absorbiert wird, geben Sie das Öl nicht mehr hinzu und verquirlen Sie es schnell, bis die Sauce wieder glatt ist.

3. Würzen und Gewürze anpassen. Sofort servieren oder abdecken und bis zu 2 Tage im Kühlschrank lagern.

Variation: Kräutermayonnaise: 2 Esslöffel sehr fein gehacktes frisches Basilikum oder Petersilie einrühren. Zitronenmayonnaise: 1/2 Teelöffel geriebene frische Zitronenschale einrühren.

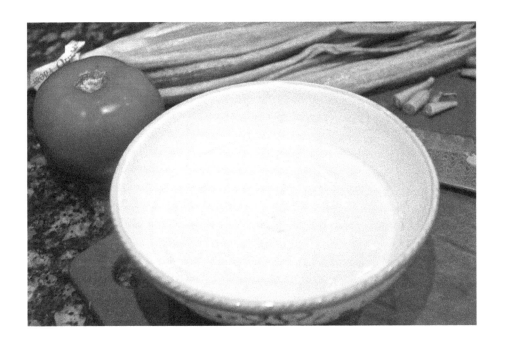

CPSIA information can be obtained
at www.ICGtesting.com
Printed in the USA
BVHW010951200521
R12259500001B/R122595PG607359BVX00022B/17